AF730453

Este libro pertenece a

____

A la Dra. Michelle H. Edwards le gustaría unirse a usted y a su hijo, para ayudarles a crear conciencia de como una buena nutrición y adecuados hábitos alimenticios influyen en el desarrollo de cuerpos y sonrisas saludables y fuertes.

Pequeños cambios en la elección de alimentos y bebidas (ver páginas 14 y 15) así como adquirir medidas en la limpieza de los dientes y encías de su hijo (ver páginas 9-11) hacen una gran diferencia en usted y la vida de su hijo. Las caries pueden ser trasmitidas por bacterias de padres a hijos si los padres tienen muchas de estas. Esto sucede por compartir los cubiertos o permitir que su hijo utilice su cepillo de dientes. Las bacterias en la boca de su hijo se comen los residuos de azúcar de los alimentos y bebidas que quedan en los dientes, debilitándolos y de esta manera generando mayor predisposición al desarrollo de la caries. Las caries pueden causar insomnio, mal comportamiento, malnutrición, dolor, infección, bajo rendimiento en el colegio, ausencia en el colegio y pérdida de días de trabajo a los padres.

Para Jax, Bunny, & Belle

Clara y Martín

Las Hadas que Hacen Cosquillas a los Dientes

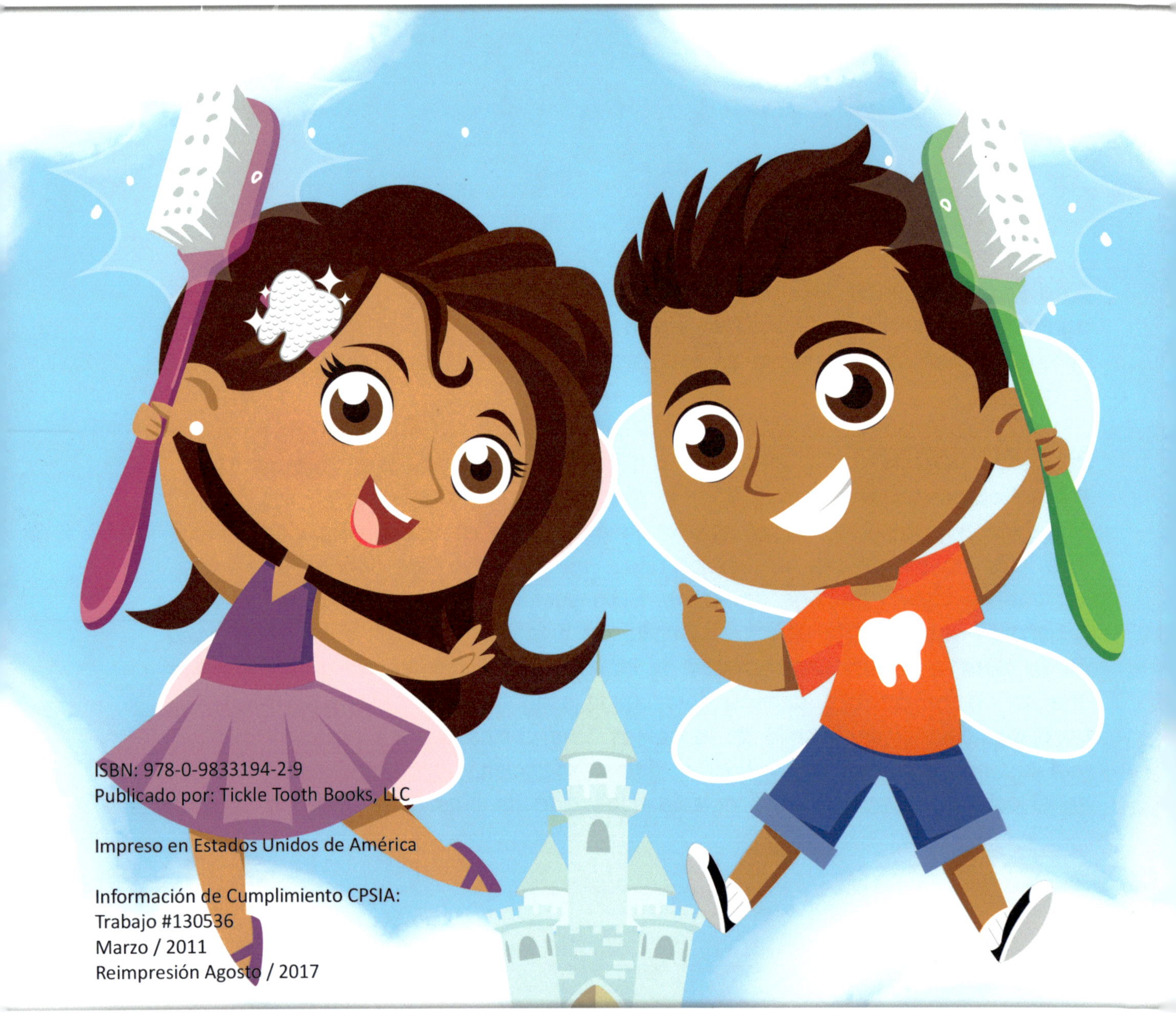

ISBN: 978-0-9833194-2-9
Publicado por: Tickle Tooth Books, LLC

Impreso en Estados Unidos de América

Información de Cumplimiento CPSIA:
Trabajo #130536
Marzo / 2011
Reimpresión Agosto / 2017

© Copyright 2017, Tickle Tooth Books, LLC
Derechos Reservados. Ninguna parte de esta publicación puede ser reproducida, almacenada o transmitida en manera alguna ni por ningún medio - electrónico, mecánico, fotocopiado o grabado sin permiso escrito del autor

Sobre la Autora

La historia de Clara y Martín, Las Hadas que Hacen Cosquillas a los Dientes, fue creada para instruir y educar a los padres en cómo cuidar los dientes de sus niños en casa, empezando con el primer diente. Muchas veces, los niños no tienen acceso a un buen cuidado dental o no visitan al odontólogo hasta la edad de cuatro o cinco años. Este libro ayuda hacer el cuidado dental divertido. La misión de la Dra. Michelle es la de construir una comunidad que valore la prevención, la detección oportuna y el tratamiento oportuno de las enfermedades dentales en los niños.

EDUCACIÓN Y CERTIFICACIONES

- Diploma de la Junta Americana de Odontología Pediátrica
- Master en Ciencias Odontológicas, 2003, Universidad de Indiana
- DDS, 2001, Escuela de Odontología Universidad de Indiana
- Licenciatura en Psicología de la Universidad de Carolina del Sur

ORGANIZACIONES PROFESIONALES

- Asociación Dental Americana
- Sociedad de Odontología Pediátrica de Indiana
- Miembro de La Academia de Odontología Pediátrica

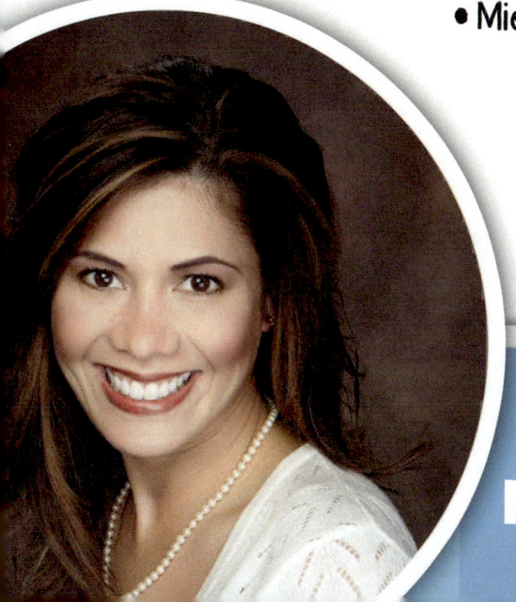

TICKLE TOOTH BOOKS

www.tickletoothbooks.com

Michelle H. Edwards, DDS, MSD

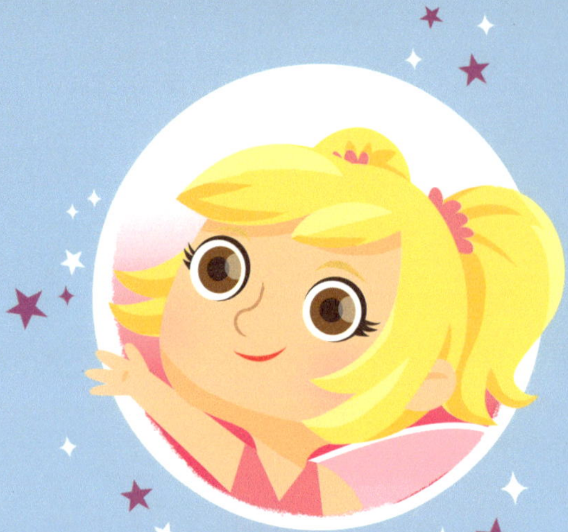

Carrie

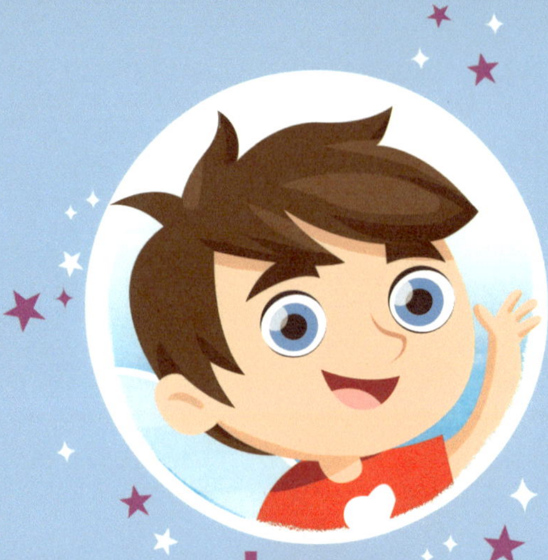

Larry

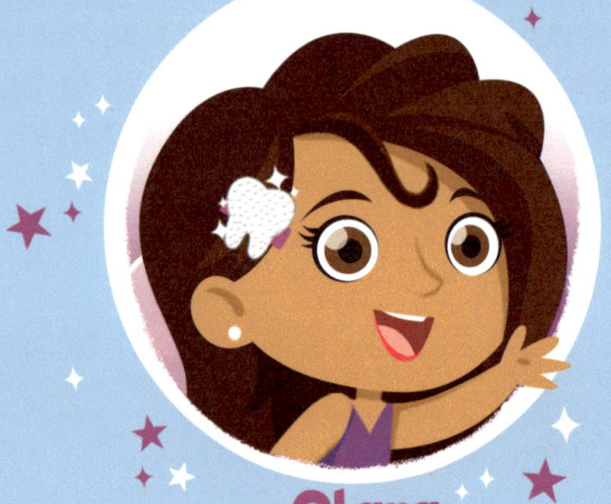

Clara

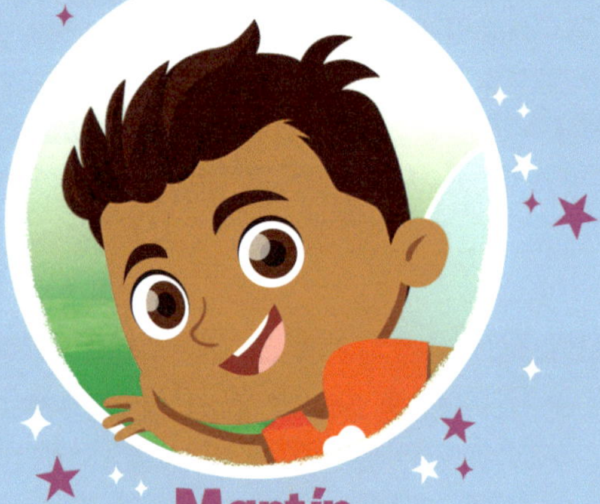

Martín

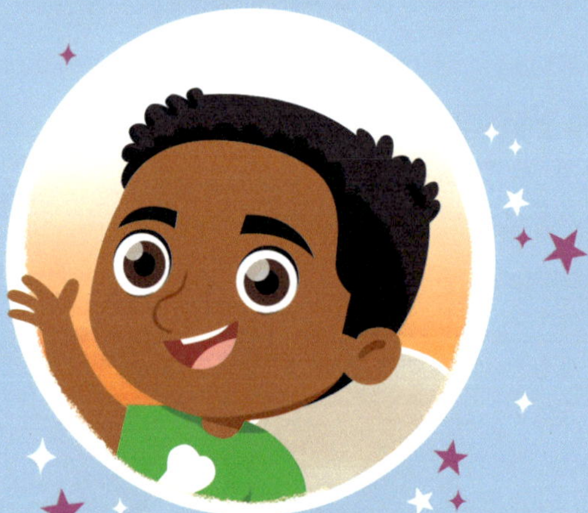

Jerry

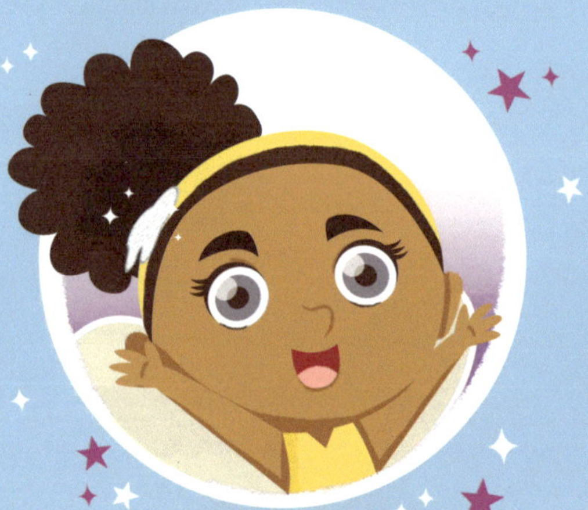

Sherry

"Las Hadas que Hacen Cosquillas a los Dientes", quieren darte la bienvenida a nuestra historia sobre cómo ayudar a mantener, tus dientes sanos y felices en casa.

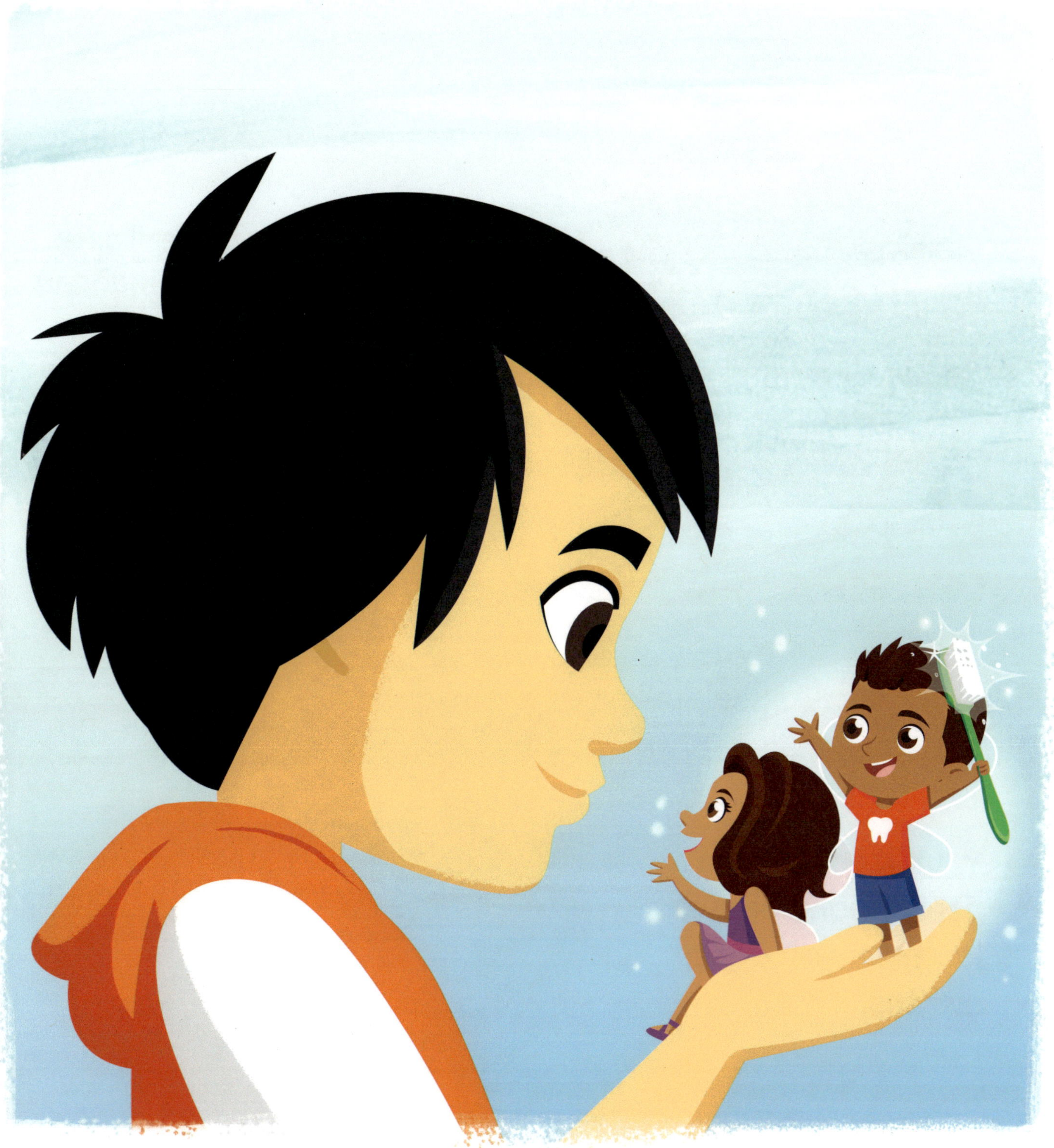

¡Clara y Martín, Las Hadas que Hacen Cosquillas a los Dientes quieren mostrarte como mantener tus dientes muy sanos y fuertes!

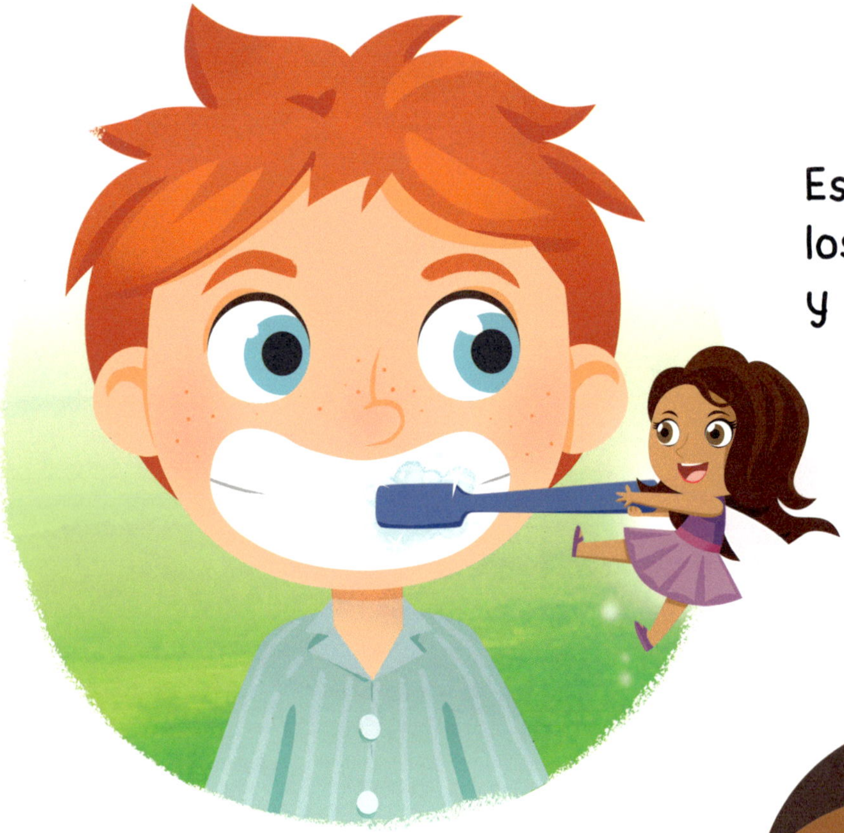

Es importante cepillarte los dientes en la mañana y en la noche.

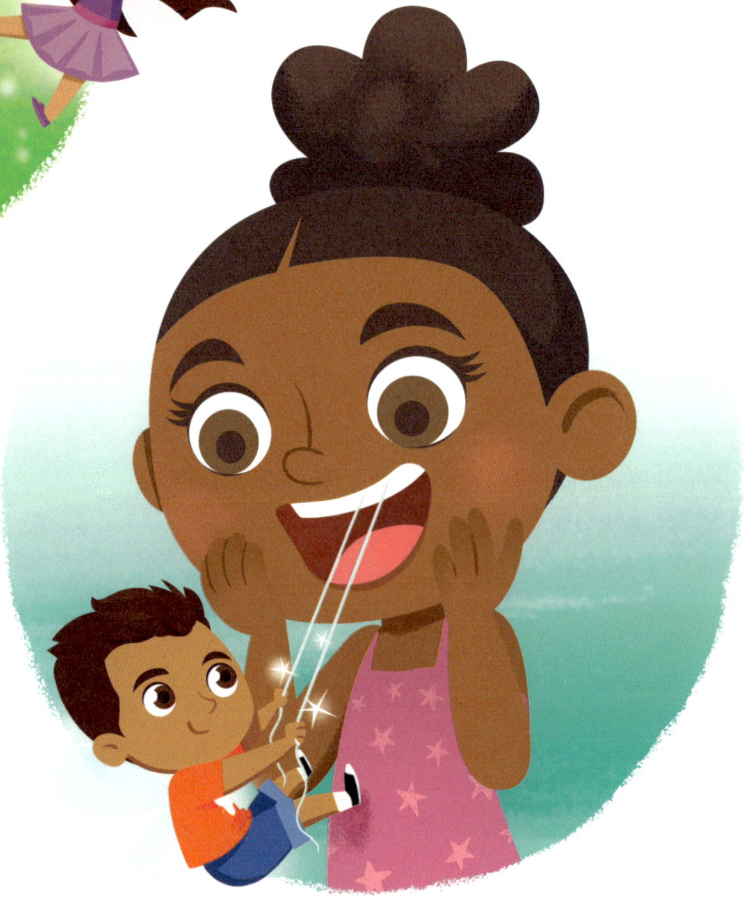

Y utilizar la seda dental para limpiar la unión entre los dientes.

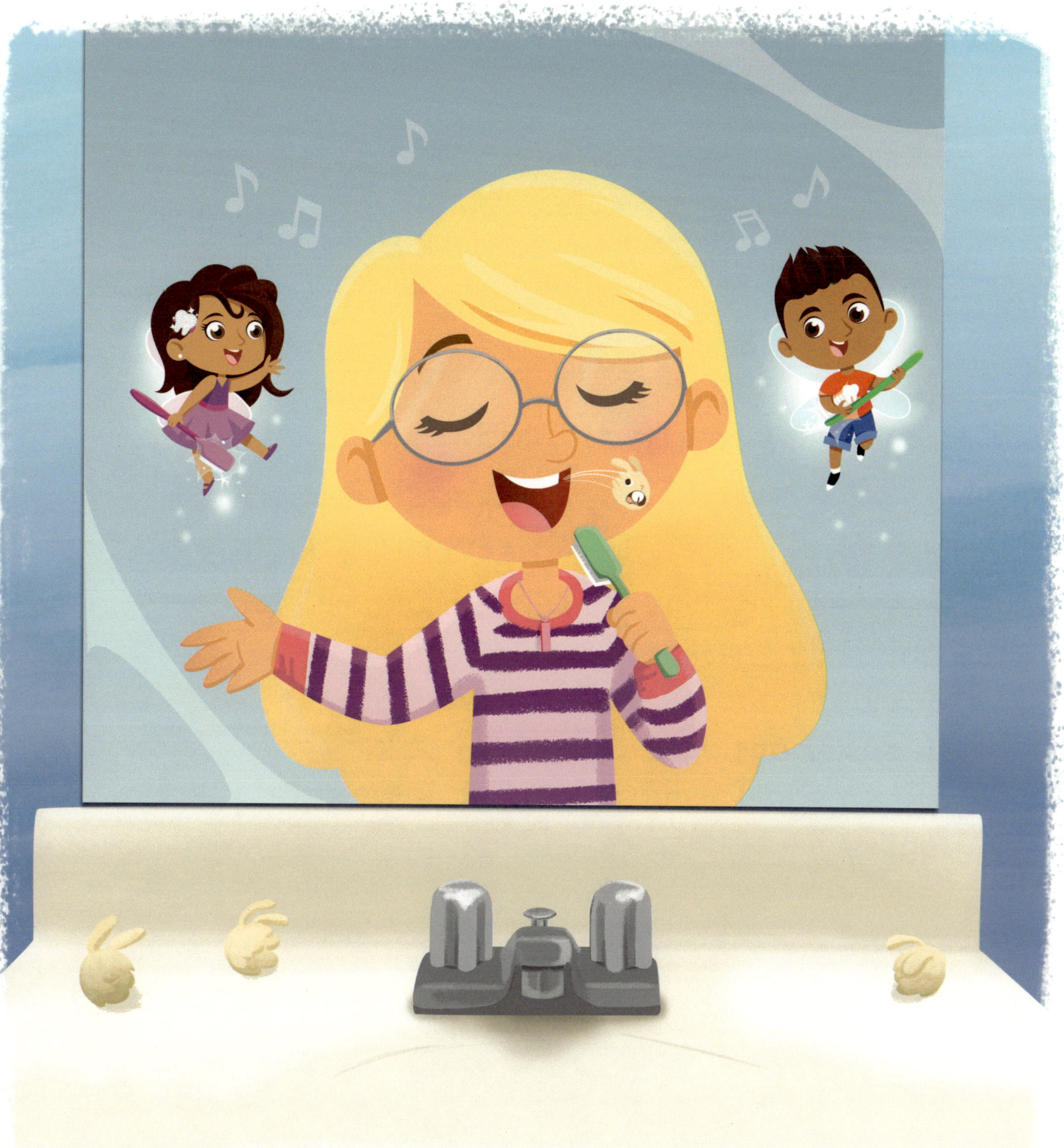

Nosotros cantamos una canción para hacerlo más divertido. Esta canción hace correr a todos los conejos de azúcar.

(Cantado a la melodía de 'Wheels on the Bus')

Dice así, "Esta es la forma de cepillar los
dientes, cepillar los dientes, cepillar los dientes.
Esta es la forma de cepillar los dientes,
antes de saludar el sol.
Arriba y abajo, vueltas y vueltas.
Atrás y adelante debemos cepillar.
Esta es la forma de cepillar los dientes
antes de saludar el sol."

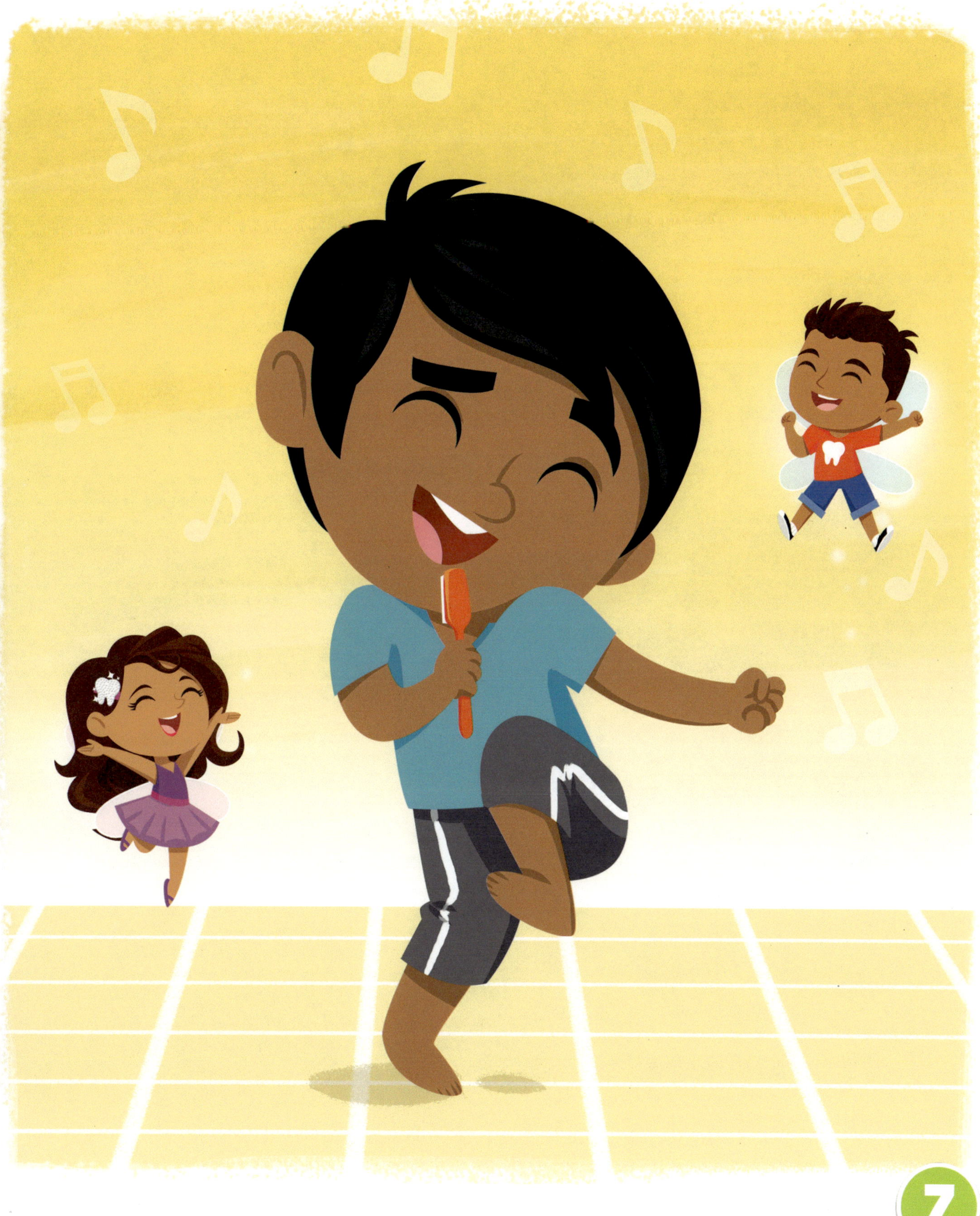

Y otra vez en la noche.....
"Esta es la forma de cepillar los dientes,
cepillar los dientes, cepillar los dientes.
Esta es la forma de cepillar los dientes,
antes de ir a dormir.
Arriba y abajo, vueltas y vueltas.
Atrás y adelante debemos cepillar.
Esta es la forma de cepillar los dientes,
antes de ir a dormir."

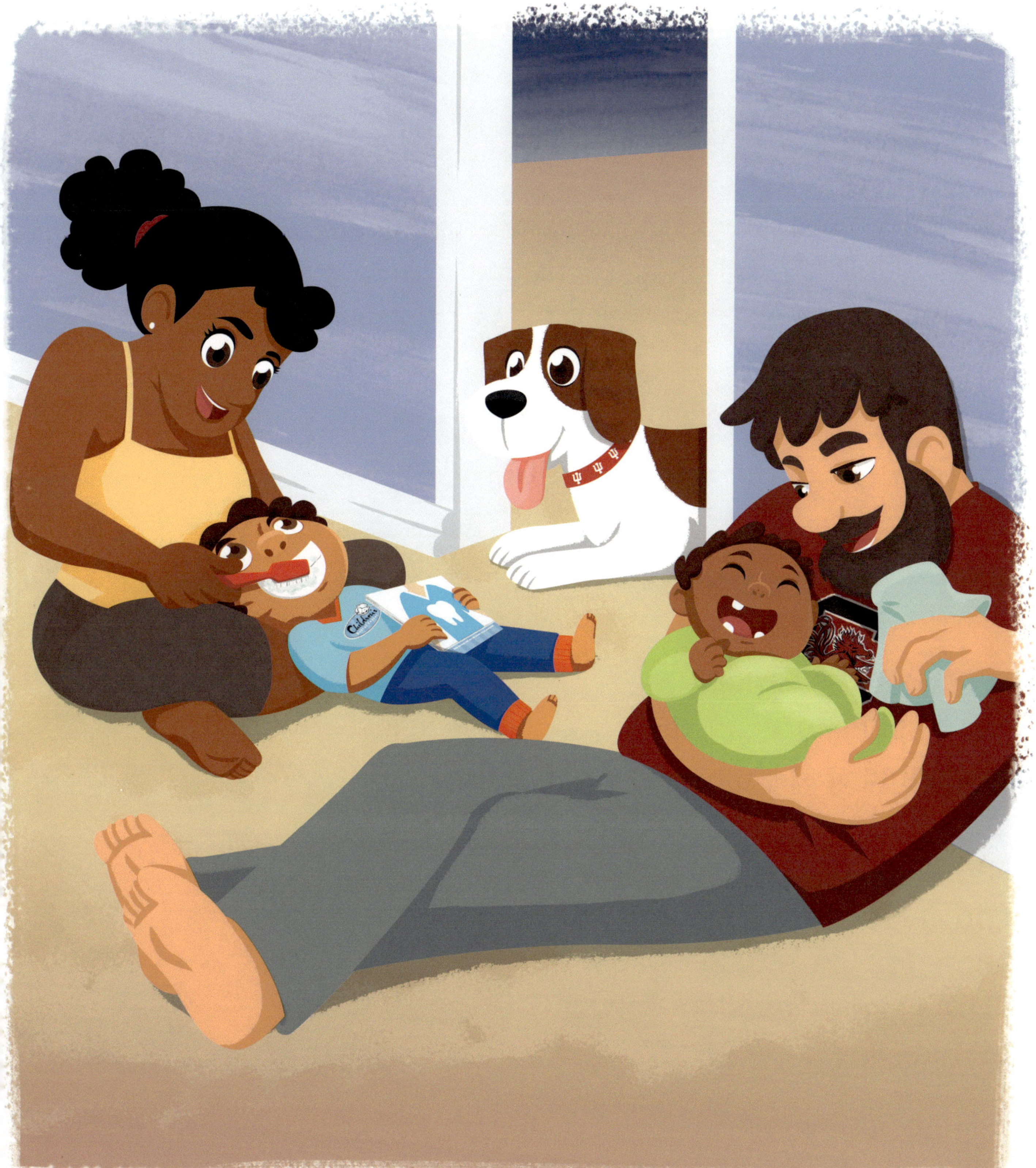

Volver al Cepillado

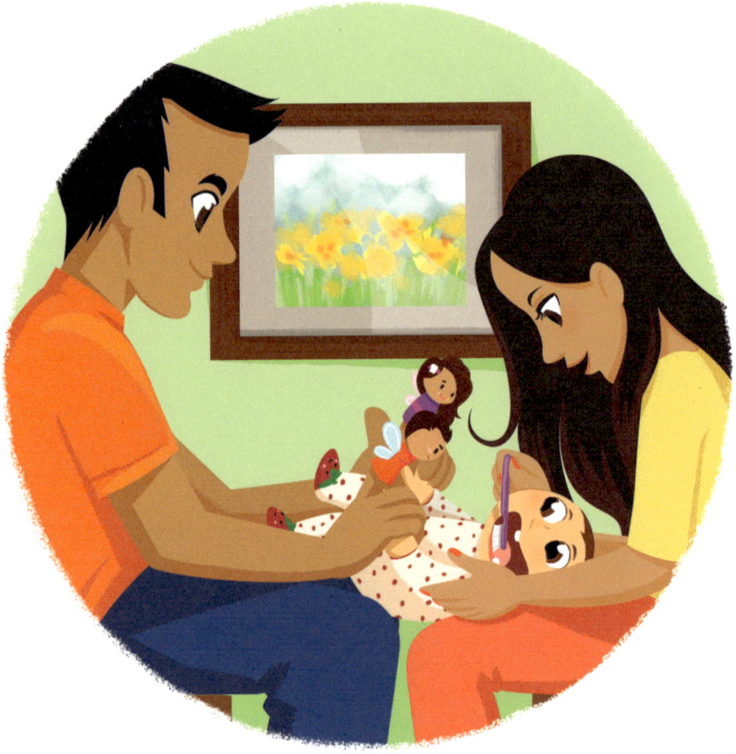

¡Has crecido tanto que ya te puedes cepillar por tí mismo!

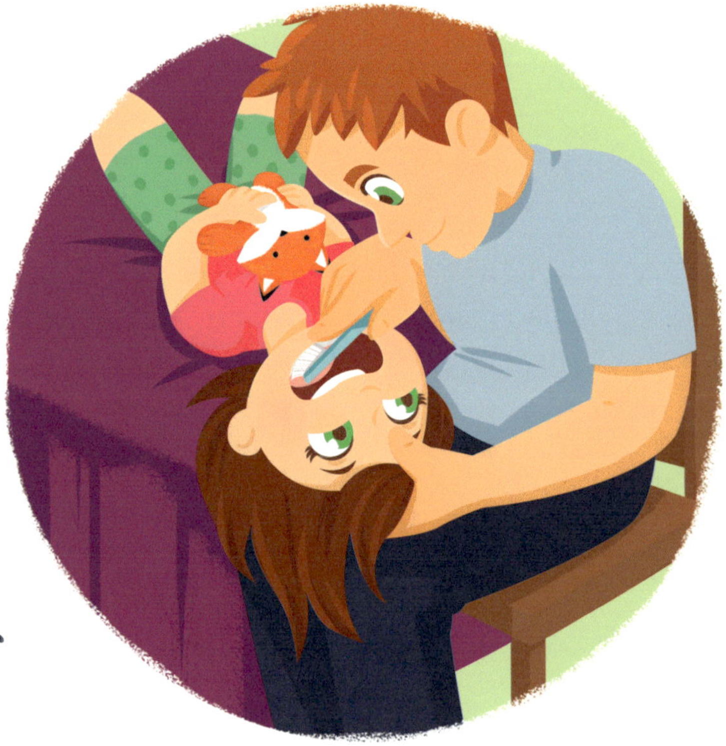

Pero no te olvides es importante permitir a mamá y a papá ayudarte por las noches para estar seguros que no queden en tu boca conejos de azúcar y así tus dientes puedan dormir tranquilos.

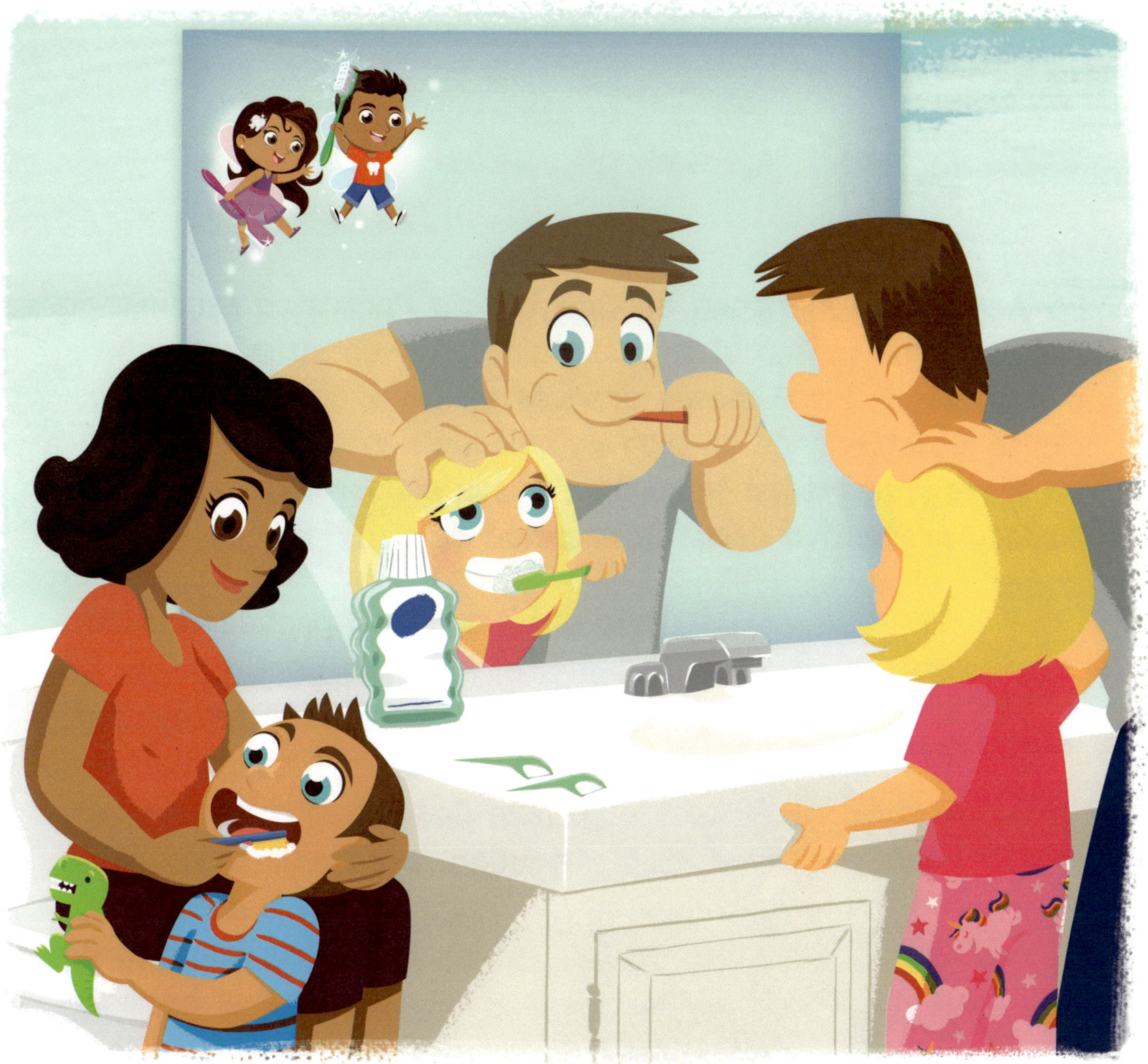

Nuestra función como hadas es vigilar desde el espejo del baño para poder ver claramente cómo te cepillas los dientes, como utilizas la seda dental y como enjuagas tu boca. Nos encanta hacer cosquillas a tus dientes hasta que queden limpios y radiantes. Si trabajamos en equipo tú lo puedes lograr.

Crear Sonrisas Sanas

La Academia Americana de Odontología Pediátrica recomienda que los niños visiten al dentista alrededor de su primer año o a partir de los 6 meses después de erupcionado su primer diente. Estableciendo un plan de cuidado dental en casa para los niños a una edad temprana, puede proporcionarles un cuidado preventivo desde la erupción de su primer diente.

Este libro ayuda a proveer cuidado dental en casa para padres de bebés y niños en edad preescolar. Clara y Martín, Las Hadas que Hacen Cosquillas a los Dientes, ayudan a motivar a los niños pequeños para recibir la ayuda de sus padres durante el cepillado y el uso de la seda dental.

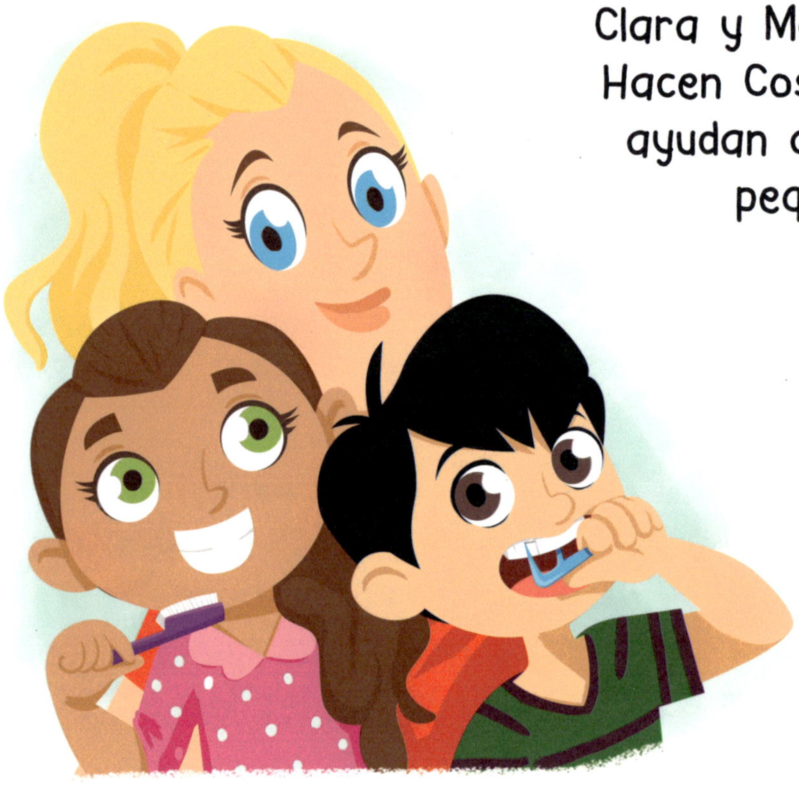

¡Trabajemos juntos para criar niños sanos!

Aquí hay algunas cosas que debe recordar para mantener la boca de su hijo limpia y sana.

BEBÉS:

La lactancia materna es lo mejor para la madre y para la salud del bebé. ¡Recuerde que debe limpiar los dientes de su bebé después de la alimentación! Nunca acueste a su bebé con un vaso con leche, jugo, fórmula o refresco. Si su bebé toma biberón antes de ir a la cama, limpie los dientes con una toallita de bebé. Si el bebé tiene dientes, utilice un cepillo de dientes.

INFANTES, NIÑOS EN EDAD PREESCOLAR Y NIÑOS PEQUEÑOS:

Elija alimentos y bebidas de la lista "SÍ" y limite los alimentos y bebidas de la lista "NO". Cepille los dientes de su hijo antes de ir a la cama. Enséñele el uso de la seda dental, para limpiar la unión entre los dientes. A continuación se muestra una lista referente a los cambios simples que se pueden hacer en la alimentación, para mantener la sonrisa de su hijo saludable y hermosa.

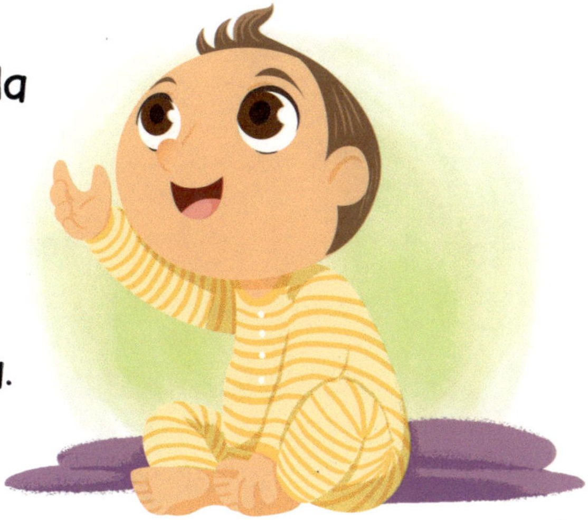

"SÍ" Puede comer

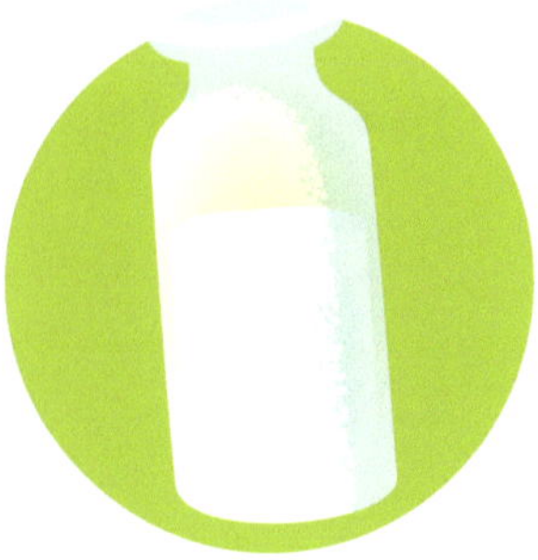
leche sin sabores

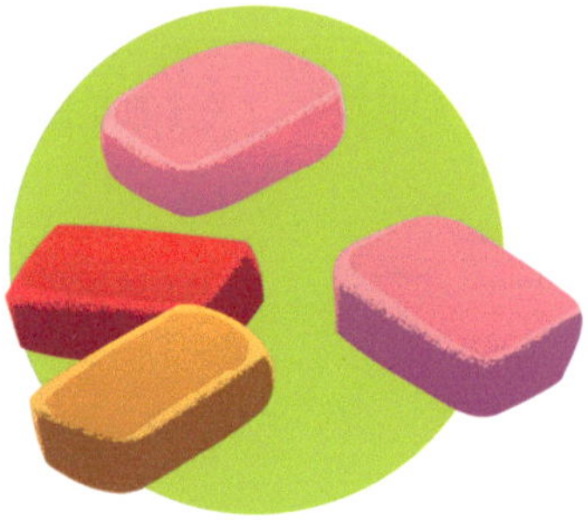
vitaminas masticables

frutas y vegetales frescos

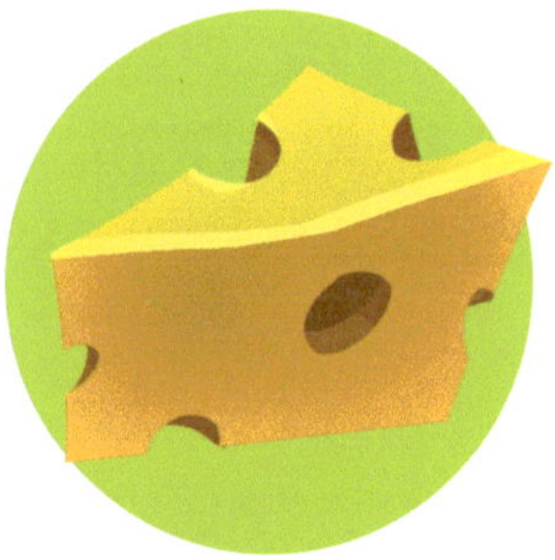
queso

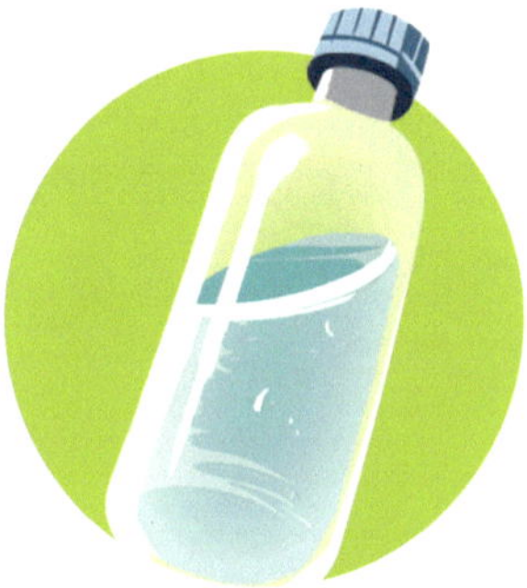
agua

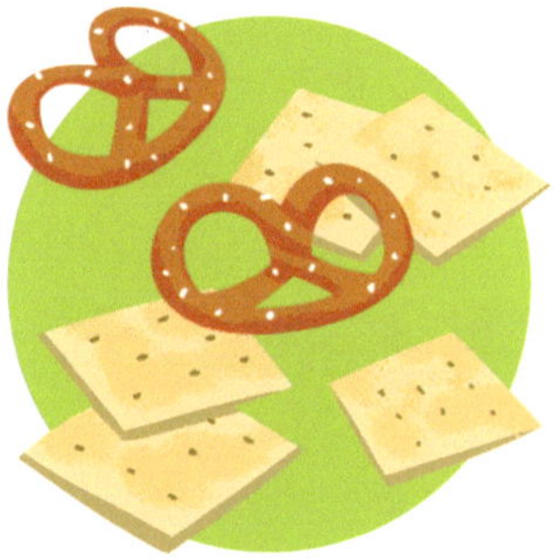
pretzels or galletas

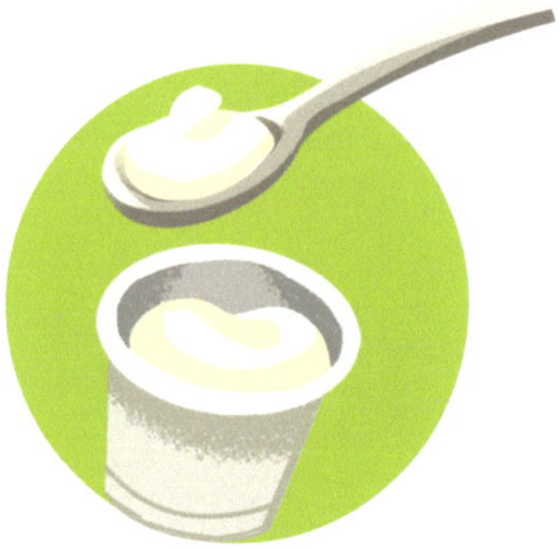
yogurt

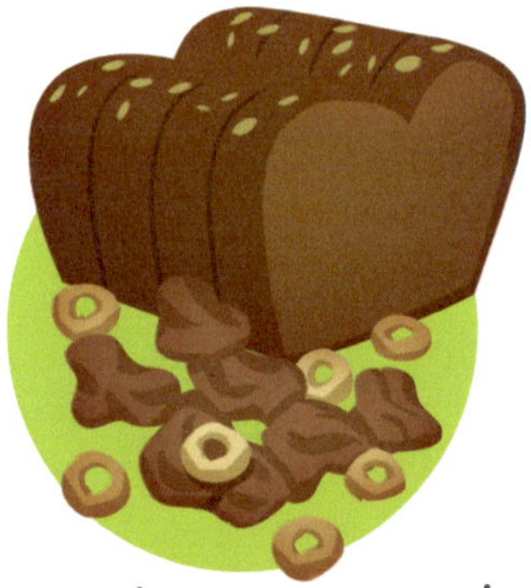
cereales y panes de grano integral

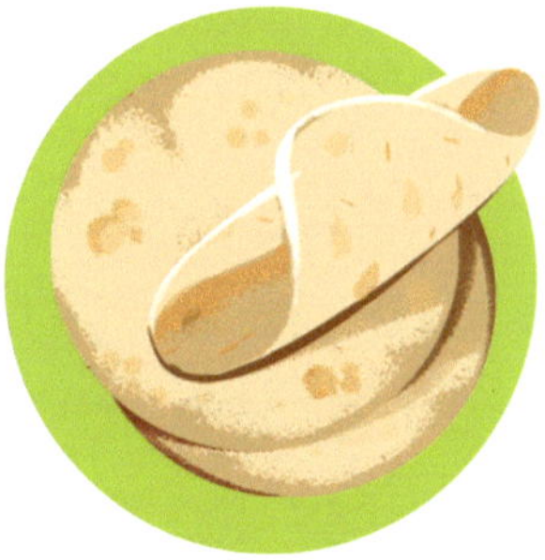
tortillas

"No" Puede comer

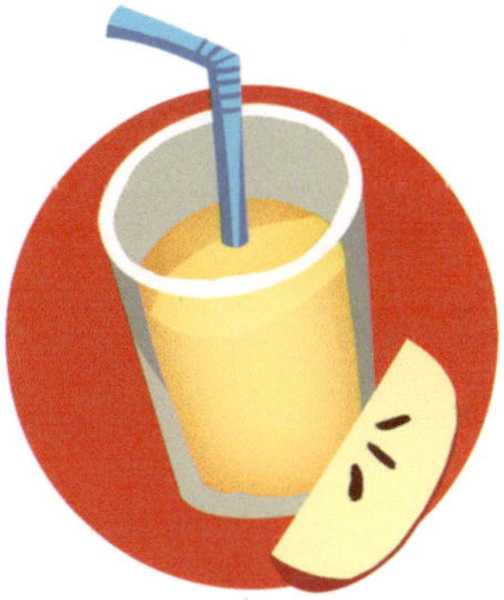

jugo - no más de 4 onzas al día

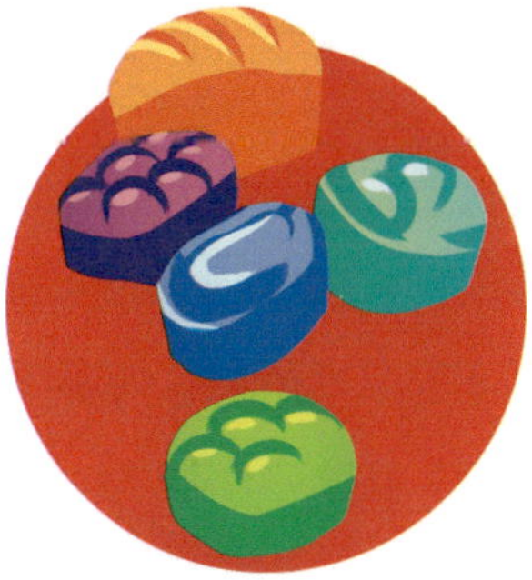

vitaminas gomosas

pasa bocas de dulce

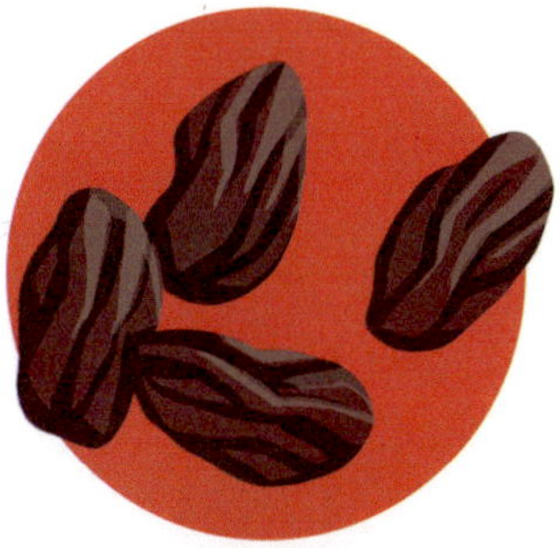

pasas

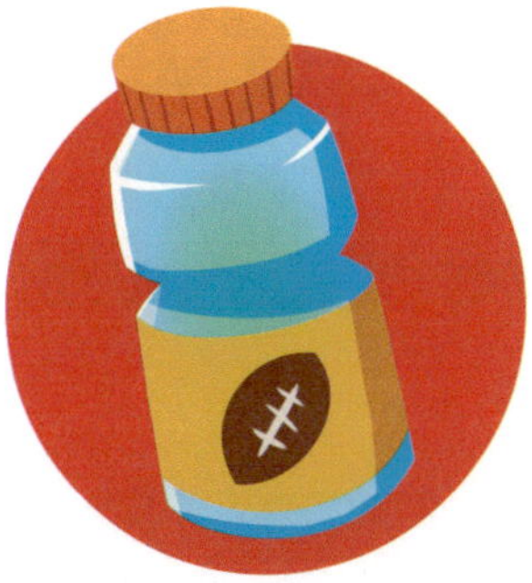

bebidas deportivas

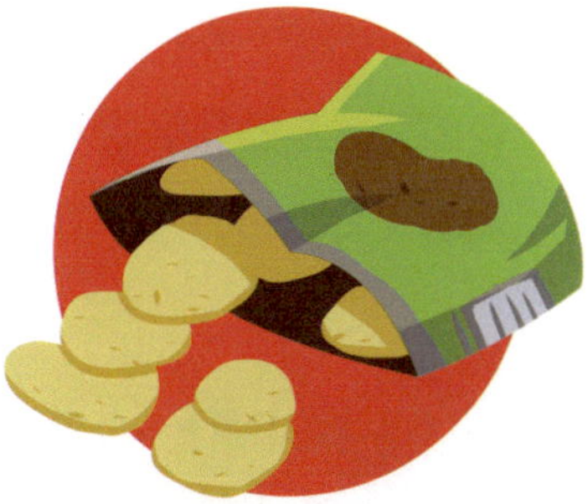

papas fritas

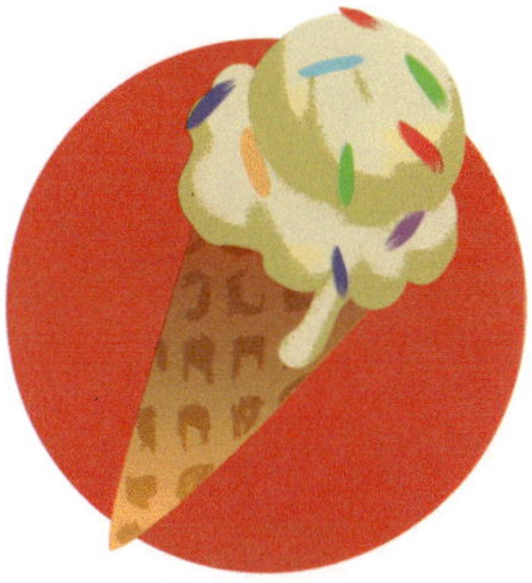

helado

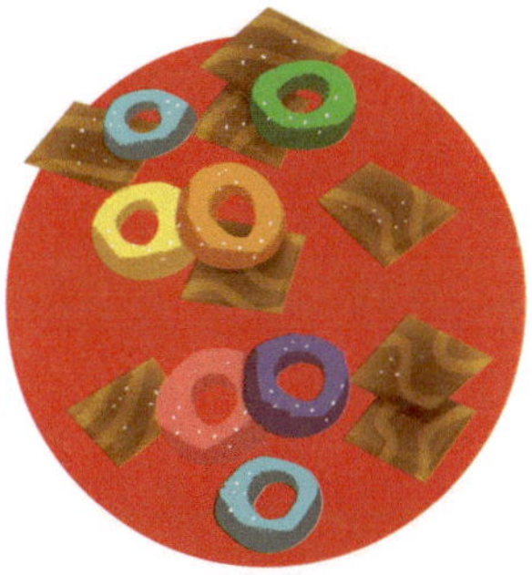

cereales azucarados

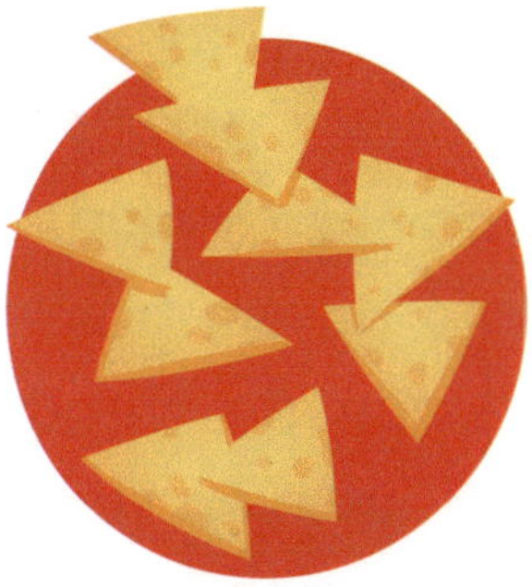

totopos

Consejos para los dientes de los más pequeños

Siguiendo estos sencillos consejos en el cuidado de los dientes les ayudará a prevenir problemas de caries dental a los niños. Además también ayudará a reducir la cantidad de tratamientos dentales que podría necesitar un niño a largo plazo.

1 Visite a su odontopediatra cada seis meses, a partir del primer año de vida. Esta visita temprana al odontólogo permite que su hijo se encuentre familiarizado con el entorno del consultorio y con el odontólogo.

2 Cepille los dientes por lo menos dos veces al día, especialmente antes de ir a dormir. Al dormir, la boca se encuentra seca. Cuando la boca se encuentra seca se genera una mayor predisposición para el desarrollo de la caries dental. Este es el motivo por el cual no es bueno para los dientes dormir sin limpiarlos luego de tomar leche, jugos u otras bebidas. Si su niño necesita beber algo durante la noche, recomendamos que después de beber, se le enjuage la boca con un poco de agua.

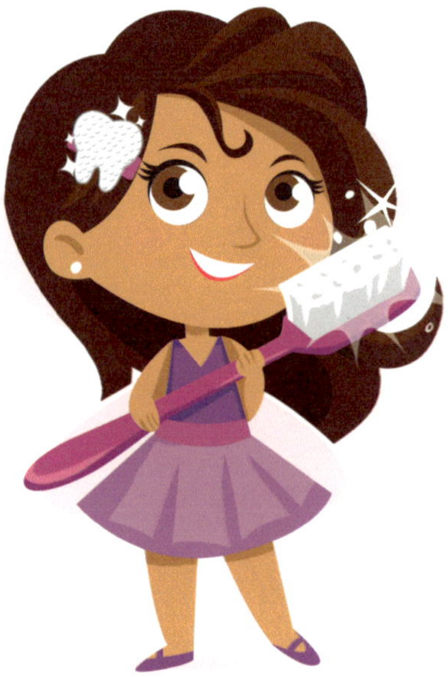

Consejos para los dientes de los más pequeños

3 Establezca una rutina diaria para el cepillado dental. Una rutina que sea fácil de seguir. Nuestra rutina personal en casa es ducharse, cepillarse los dientes, leer y dormir.

4 La técnica es muy importante. Observe las ilustraciones en las páginas 9, 10 y 11. Una posición inclinada de su hijo durante el cepillado tiene las siguientes ventajas:

- Mayor control. El último molar en la cara externa de los dientes, la que mira a la mejilla, tanto arriba como abajo, no debe ser un lugar para el desarrollo de la caries dental, por lo que la visión directa en la limpieza de esas áreas es de gran ayuda para prevenirla.
- Cuando el niño se encuentra en posición inclinada, los músculos faciales masticatorios se relajan y permiten introducir cuidadosamente un dedo de la mano en el lado interno de las mejillas, para así lograr el acceso a todas las superficies dentales.
- Se debe tener lista la seda dental para usarla luego del cepillado.

Consejos para los dientes de los más pequeños

5 Incline el cepillo en un ángulo de 45° hacia la línea de la encía y cepille los dientes realizando pequeños círculos. Dondequiera que cepille siga la línea de la encía. El objetivo es el de interrumpir la placa bacteriana que se forma sobre los dientes.

6 Recuerde usar la seda dental entre la unión de los dientes. Los molares, son los dos últimos dientes en la boca, por lo que se deben limpiar correctamente para evitar la caries dental.

7 El agua es la mejor bebida durante el día y la noche. Limite a 4 onzas los jugos por el día e ingiera estos con las comidas. Durante las comidas la saliva ayuda a reducir la formación de la caries dental.

8 Como objetivo sólo usar el biberón hasta cumplir el primer año. Usar el vaso de entrenamiento para el carro únicamente. Tratar de usar un vaso regular para beber.

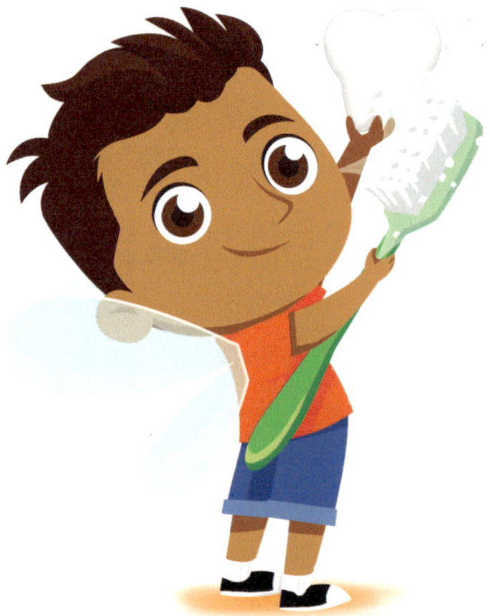

Consejos para los dientes de los más pequeños

9 Evite o limite las sodas, bebidas deportivas, dulces gomosos, pasa bocas y vitaminas. Los dientes de los bebes se encuentran especialmente propensos a las sodas y las bebidas deportivas ya que se generan efectos negativos. Los pasa bocas duros, gomosos y las vitaminas pueden adherirse a la superficie de los dientes y a la unión entre ellos, favoreciendo así el desarrollo de la caries dental.

10 Cuando erupciona el primer molar de los niños, alrededor del primer año, se debe usar un cepillo de cerdas suaves. Cuando solo los dientes anteriores se encuentran presentes puede usar un paño húmedo, gasa húmeda, o el dedo como cepillo de dientes.

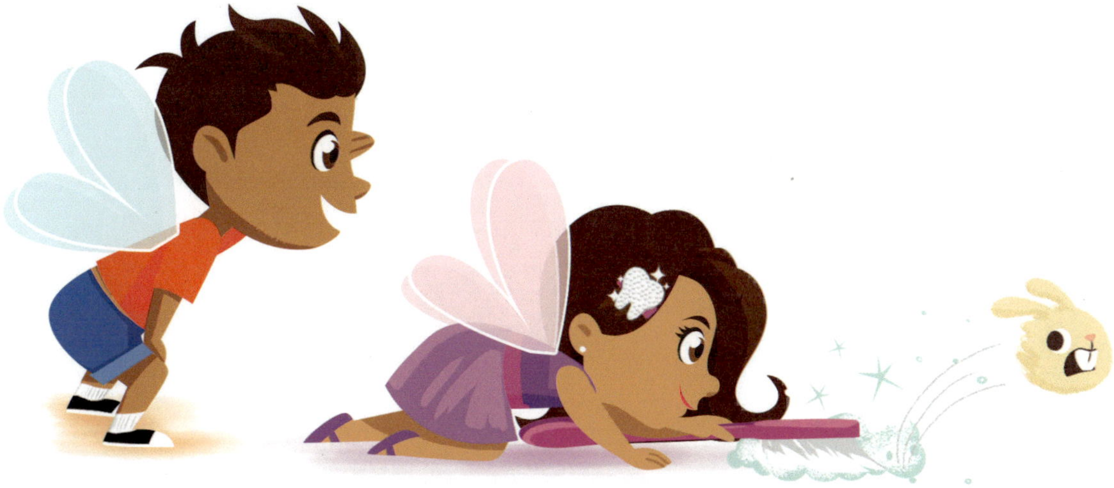

Me cepillo los dientes con "Las Hadas que Hacen Cosquillas a los Dientes"

	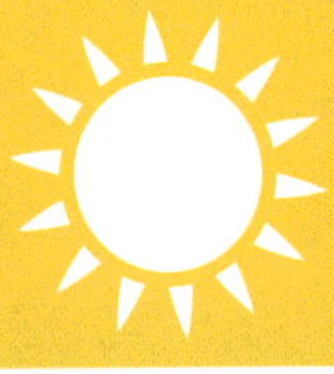		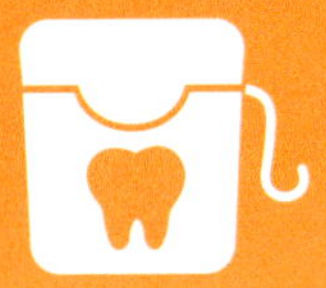	¡BUEN TRABAJO!
LUNES				
MARTES				
MIÉRCOLES				
JUEVES				
VIERNES				
SÁBADO				
DOMINGO				

*Para los padres para sacar copias

TICKLE TOOTH BOOKS

Haga la limpieza dental divertida en casa y en inglés con

Carrie and Larry
The Tooth - Tickling Fairies

Próximamente...

Clara y Martín en La Caza del Conejito de Azúcar

Esta es una historia escrita en rima que los guiará a usted y a sus niños, a través de la experiencia de la limpieza dental adecuada y la toma de radiografías en la visita al odontólogo. Carrie and Larry también compartirán esta experiencia en inglés.

Clara y Martín en El salto de la Escalofriante Cavidad

Esta es una historia que explica lo que ocurre cuando su hijo tiene una caries y necesita ser sanada adecuadamente. Incluye lo que los padres o acudientes pueden decirle al niño para ayudar a calmar su miedo. Clara y Martín les mostraran todas las herramientas e instrumentos a través de sus cinco sentidos. Esta historia será contada a su vez por Carrie and Larry en inglés.

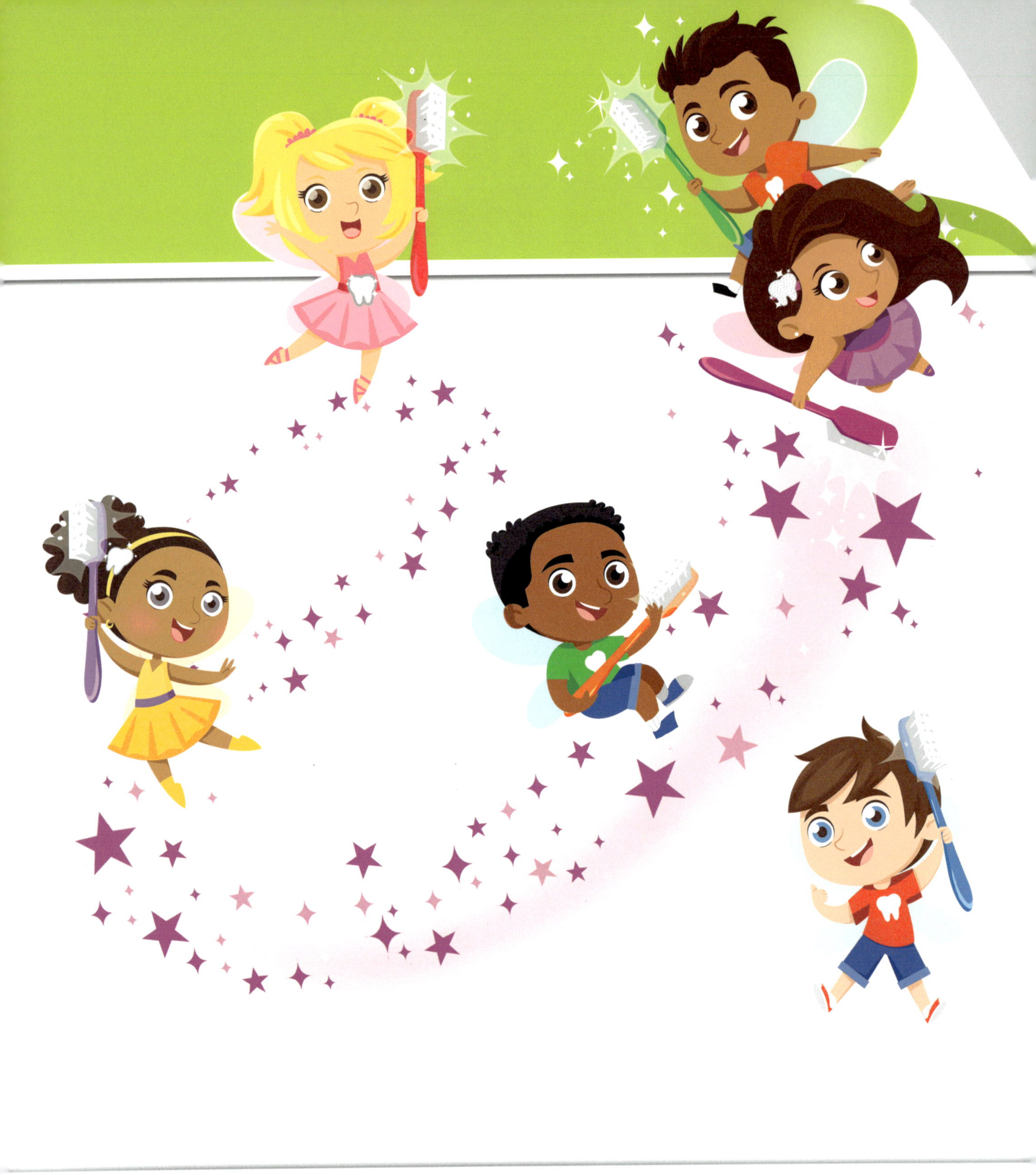

A Clara y a Martín les encanta ayudar a mostrar lo divertido que es el cuidado personal. Ayuda a las hadas hasta el final. Allí podrás tomarte una foto y ser amigo de las hadas para siempre.